MANUAL DE MANEJO DEL PACIENTE TRAS LA PARADA CARDIO-RESPIRATORIA

AUTORES:

- LUIS HERRERA PARA
- SALVADOR MORENO ALIAGA
- ROBERTO JIMENEZ SÁNCHEZ
- SERGIO REBOLLO ACEBES
- ALEJANDRO ORTÍN FREIRE
- AGUEDA OJADOS MUÑOZ
- CARMEN LÓPEZ PEÑA
- ÁNGEL FERNÁNDEZ MARTÍNEZ

ISBN: 978-8460698388

Índice.

1. Introducción.

La Parada Cardiaca (PC) se define como la interrupción súbita, inesperada y potencialmente reversible de la circulación y de la respiración espontánea. Obviamente, cuando esta situación no se revierte en los primeros minutos de evolución, el resultado inexorable es la muerte biológica. La Resucitación Cardiopulmonar (RCP) moderna se comenzó a desarrollar en los 1950-1960 como conjunto de procedimientos para revertir la PC que ocurría en el ámbito quirúrgico. Desde este escenario se generalizó a cualquier paciente y en cualquier lugar. Como suele ocurrir, a una primera fase de entusiasmo extremo por la RCP, se pasó a una fase de atemperamiento al observar los malos resultados que se obtenían de su aplicación indiscriminada. Se comenzó a reconocer que la RCP no estaba indicada en casos de enfermedad terminal irreversible cuando la muerte no es inesperada.

La RCP sigue las recomendaciones basadas en los consensos internacionales actualizados periódicamente por el ILCOR (*International Liaison Committee on Resuscitation*) según las mejores evidencias científicas disponibles. En Europa el European Resuscitation Council adecua las recomendaciones sobre RCP a nuestro entorno. Estas recomendaciones incluyen un capítulo sobre el manejo del paciente que supera una RCP.

Desde sus comienzos hasta la actualidad, la actuación ante una PC se ha ido optimizando hasta llegar al desarrollo e implementación del concepto "cadena de supervivencia" [1] formada por los siguientes eslabones:

1. **Activación del Sistema.**
2. **Inicio de la RCP**
3. **Desfibrilación precoz.**

4. **RCP Avanzada** (Intubación, Acceso Endovascular, Medicación, etc.)

5. **Cuidados Post-Reanimación** (Monitorización, Hipotermia Terapéutica, Derivación del paciente a un Centro con Capacidad de Unidad Coronaria o Intensiva, Intervencionismo coronario, Medidas de mantenimiento y sostén...)

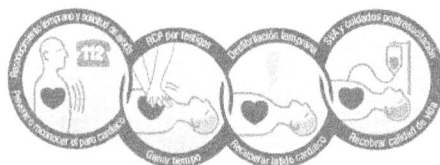

Con la implantación de los primeros 3 eslabones de esta cadena en la comunidad se ha conseguido la recuperación de la circulación espontanea (RCE) en un mayor número de víctimas de PC. No obstante, la mayoría (aproximadamente un 70%) de estos pacientes que consiguen llegar vivos al hospital mueren en los primeros días y esta situación no ha experimentado una mejoría significativa durante estos años[2].

El primer gran estudio multicéntrico en pacientes reanimados tras PC fue publicado en 1953[3] La mortalidad hospitalaria en los pacientes (tanto adultos como niños) que recuperaban latido cardiaco estaba en torno al 50%. En la actualidad aunque haya cambiado drásticamente la ubicación, etiología y tratamiento de la PC, en general el pronóstico tras la recuperación de circulación espontanea (RCE) no ha mejorado de manera sustancial. En 2006 se publicó el mayor informe hasta la fecha acerca de la epidemiología de la PC basado en un registro multicéntrico a nivel nacional en EE.UU[4] Incluye 19.819 adultos y 524 niños que recuperaban ROSC, presentando una mortalidad hospitalaria del 67% y 55%, respectivamente. En un estudio posterior del Reino Unido con 24.132 pacientes que fueron admitidos en UCI después de una PCR la tasa de mortalidad hospitalaria fue del 71% [2]

En 2 estudios posteriores llevados a cabo en Canada[5] y en Taipei[6], respectivamente, se ha puesto a prueba si la introducción del cuarto eslabón de la cadena, el soporte vital avanzado (SVA) en los sistemas médicos de emergencia es capaz de mejorar la supervivencia de la PC extrahospitalaria comparado con sólo los 3 primeros eslabones. En ambos se constata que la implementación del SVA mejora el porcentaje de pacientes que recuperan la circulación espontánea y que llegan vivos al hospital pero no la supervivencia final, ya que la mortalidad intrahospitalaria sigue siendo muy alta: el 72 y el 75%, respectivamente.

Estos autores concluyen que la priorización de recursos debería centrarse en el soporte vital básico y la desfibrilación precoz, y que son necesarios más estudios para configurar el modelo de cuidados óptimos para combatir la PC. La supervivencia tras sufrir una PCR depende en gran medida de la asistencia inicial, cuando hay una actuación inmediata se incrementa en gran medida la posibilidad de sobrevivir llegando incluso a ser el doble la tasa de supervivencia con reanimación inmediata a la tardía.

Un estudio recientemente publicado[7], concluye que unos cuidados post-PC en UCI optimizados en pacientes que sobreviven a un PC se asocian con un mejor resultado y pronóstico. Este beneficio es más patente en los pacientes que tienen un nivel de gravedad intermedio. Además abogan por el desarrollo y puesto en marcha de centros específicos para la atención a estos pacientes.

Por otro lado, la supervivencia no solo supone seguir con vida tras una parada sino que importa también y mucho qué problemas pueda tener el paciente. Se calcula que sólo un 1.4 % de los pacientes supervivientes a una PCR quedan libres de alteraciones neurológicas y hasta más de un 60% pueden presentar secuelas graves o muy graves[8].

La PCR es un problema de primera magnitud en los países desarrollados entre ellos España. En nuestro país se calcula que se producen alrededor de 275.000 PC cada año [8]. Tenemos que tener en cuenta, que la principal causa de PC en nuestro medio es la cardiopatía isquémica y que ésta es la principal de muerte en el mundo. En Europa, las enfermedades cardiovasculares suponen alrededor del 40% del total de muertes en menores de 75 años y la PC súbita es responsable de más del 60% de las muertes de adultos por enfermedad coronaria.[22] El soporte vital avanzado además de incluir las técnicas de reanimación más actualizadas según el European Resuscitation Council (ERC), también se encarga de los cuidados del paciente tras la recuperación de la circulación y respiración espontáneas, así como de evitar posibles problemas derivados de la anoxia, principalmente en el sistema nervioso central. Entre éstas prácticas se incluye la inducción de la hipotermia como terapia protectora de las funciones neurológicas. Durante los últimos años el incremento de su implantación en muchas UCIs es muy notable y con destacable evidencia satisfactoria.

La hipotermia terapéutica consiste en la reducción de la temperatura corporal de un paciente hasta un mínimo de 32°C, de manera que se produce:
- Disminución en la demanda de oxigeno que conlleva una protección de los órganos vitales.
- Disminución de la frecuencia cardiaca y aumento de la perfusión coronaria favoreciendo así el musculo miocardio.

De esta manera se reduce el metabolismo, la frecuencia cardiaca, la presión. Esta técnica ya fue utilizada en la antigüedad remontándonos hasta la época hipocrática donde se usaba como analgésico y para control de la hemorragia. En el siglo XIX comienza a usarse en humanos en procedimientos quirúrgicos debido a sus propiedades como anestésico local. El primer intento terapéutico con hipotermia inducida se realizó en 1937 en una paciente con cáncer metastásico. Se basó en la observación de que las células neoplásicas no presentaban mitosis en hipotermia. El mismo autor fue el primero en describir el uso de hipotermia en pacientes con trauma encefálico grave.

Bibliografía:

1. Cummins RO, Ornato JP, et al: Improving survival from sudden cardiac arrest: The "chain of survival" concept. Circulation.1991;83:1832–1847.
2. Nolan JP, Laver SR, et al. Outcome following admission to UK intensive care units after cardiac arrest: a secondary analysis of the ICNARC Case Mix ProgrammeDatabase.Anaesthesia.2007;62:1207–1216.
3. Stephenson Jr HE, Reid LC, Hinton JW. Some common denominators in 1200 cases of cardiac arrest. Ann Surg 1953;137:731-744.
4. Nadkarni VM, Larkin GL, Peberdy MA, et al. First documented rhythm and clinical outcome from in-hospital cardiac arrest among children and adults. JAMA 2006;295:50-57.
5. StiellI G, Wells GA, Field B, et al. Advanced cardiac life support in out-of-hospital cardiac arrest. N Engl J Med. 2004;351:647–56.
6. Ma MH, Chiang WC, Ko PC, et al. Outcomes from out-of-hospital cardiac arrest in Metropolitan Taipei: Does an advanced life support service make a difference? Resuscitation.2007;74:461–469.
7. Schober et al: Effect of intensive care after cardiac arrest on patient outcome: a database analysis. Critical Care 2014, 18:R84
8. Pérez Vela JL et al. Hipotermia terapéutica tras parada cardiaca. Revista Electrónica de Medicina Intensiva. Diciembre 2008; 12(8).

2. El Síndrome Post-Parada Cardiaca.

Definición

El Síndrome Post-Parada Cardiaca (SPP) se produce como consecuencia de la realización de maniobras de soporte vital avanzado y del éxito de éstas con el restablecimiento de la circulación espontánea en un paciente que ha sufrido una parada cardíaca (PC).

La reanudación de la circulación espontánea después de la isquemia prolongada y generalizada de todo el organismo supone un estado fisiopatológico antinatura. Se origina una reperfusión corporal global que produce daños adicionales sobre múltiples tejidos y organos[1]. La intensidad y la gravedad de las manifestaciones clínicas de este síndrome guardan proporción directa tanto con la duración del intervalo Parada-Recuperación, como con el tiempo de PC sin recibir RCP. Si la RCE se consigue rápidamente tras el comienzo de la RCP, el SPP podría no ocurrir.

Aunque las primeras publicaciones aparecidas desde su descripción por parte de Negovski a principios de los 1970 denominaban a esta situación "Enfermedad post-resucitación"[2], hay que tener en cuenta que el término "resucitación" en la actualidad se aplica de un modo más genérico (incluyendo por ejemplo el tratamiento inicial de un estado de shock). Por este motivo el ILCOR ha propuesto el concepto de "el síndrome postparada"[3] para esta entidad clínica.

13

Fisiopatología

1. Lesión cerebral:

En condiciones basales el cerebro consume el 20 % del oxígeno del organismo y recibe el 15 % del gasto cardíaco a pesar de suponer sólo 2 % del peso corporal, siendo el órgano más vulnerable a la hipoxia y además tiene un especial ajuste a la reperfusión (autorregulación).

Durante una PC cesa el flujo sanguíneo y la Presión arterial de Oxígeno (PaO2) desciende a 0 mmHg[4]. La reducción del oxígeno y la glucosa disponibles disminuye la producción aérobica del adenosintrifosfato (ATP) y aumenta el lactato el cual produce lesión neuronal directa y disminución del pH. Este ambiente acidótico deteriora progresivamente la función cerebral, con menor posibilidad de recuperación cuanto más tarde en recuperarse el metabolismo oxidativo. La disminución del ATP causa fallo de la bomba de la membrana y permite la entrada de iones sodio, calcio y cloro y la salida del potasio. Esto despolariza la célula y activa receptores de kainato, quisqualato y N-metil-D-aspartato los que a su vez producen apertura de canales de sodio y cloro y liberación de aminoácidos excitatorios (glutamato), los cuales aumentan aún más la entrada de calcio extracelular a la célula y permiten la salida de calcio mitocondrial con el consiguiente aumento del calcio intracelular. Este flujo de iones causa edema celular y además activa enzimas proteolíticas y lipasas que causan mayor daño celular por degradación de enzimas citosólicas y liberación de ácido araquidónico y otros ácidos grasos libres con el consiguiente aumento de la producción de prostaglandinas y radicales libres. Además la isquemia también aumenta la hipoxantina, convirtiéndola en xantina oxidasa, que contribuye aún más a la producción de radicales libre y daño mitocondrial.

Después de la reperfusión, se produce un daño adicional. Inicialmente hay una hiperemia, con mala distribución regional de unos 15-30 minutos de duración seguida de hipoperfusión multifocal por vasoespasmo, aumento de la presión hística local, congestión capilar por edema del endotelio y perivascular, acúmulo de hematíes, leucocitos activados que pueden ocluir vasos sanguíneos los cuales alteran la microcirculación en condiciones de bajo flujo e impiden la restauración de la perfusión en ciertas áreas (fenómeno de *"no-reflow"*). También aumentan la producción de radicales libres e inician una cascada de mediadores inflamatorios los cuales potencian la destrucción celular. Los vasos sanguíneos lesionados pueden activar la cascada de la coagulación y favorecen la trombosis y la agregación plaquetaria. La fosforilación oxidativa durante la reperfusión aumenta la concentración de calcio mitocondrial, lo cual puede destruir la mitocondria y liberar aún más calcio. Existe evidencia limitada que el edema cerebral o la presión intracraneal exacerba el daño cerebral. Este aparece transitoriamente, siendo más común en el PC de causa hipoxica[5].

Hay pruebas limitadas de que el edema cerebral o la elevación de la presión intracraneal (PIC) exacerbe directamente la lesión cerebral post-PC[6]. Aunque es frecuente un edema cerebral transitorio después de la RCE (por lo general en la PC por asfixia) rara vez se asocia con incrementos clínicamente relevantes en la PIC[7]. Sin embargo el edema cerebral diferido que se produce días o semanas después de una PC por una hiperemia tardía, parece ser la consecuencia de una neurodegeneración isquémica severa más que su causa[8]. No existen estudios relevantes en cuanto a la gestión de la PIC en el SPP, quedando únicamente el manejo adecuado de la PPC.

Otros factores que pueden contribuir a la lesión cerebral después de una PC son:

- *Fiebre*. En una pequeña serie de casos, los pacientes con temperaturas> 39 ºC en las primeras 72 horas después de salir del hospital paro cardiaco s tenían una riesgo significativamente mayor de muerte cerebral[9]. Un posterior estudio retrospectivo multicéntrico de pacientes ingresados después de salir del hospital paro cardiaco informó que una máxima registró la temperatura> 37,8 °C se asoció con aumento de la mortalidad intrahospitalaria (OR 2,7 [IC 95% 1.2 a 6.3])[10]. Datos recientes demuestran neuroprotección con terapéutica hipotermia apoya aún más el papel de cuerpo la temperatura en la evolución de la lesión cerebral post-paro cardiaco.

- *Hiperglucemia*. Es frecuente en el SPP y se asocia con un peor pronóstico neurológico en estudios en animales. Los niveles elevados de glucosa en sangre pueden exacerbar la lesión cerebral isquémica y este efecto puede ser mitigado con tratamiento insulínico IV[6].

- - *Convulsiones*. Se asocian con peor pronóstico y es probable que sean causadas por el daño neurológico y que además produzcan su exacerbación[6].

El coma y los trastornos relacionados con la excitación y la conciencia representan una presentación aguda muy común de la lesión cerebral post-PC. El coma precipitado por la isquemia cerebral global es un estado de inconsciencia que no responde tanto a estímulos internos y externos. Este estado implica una disfunción severa de áreas cerebrales responsables de la excitación (núcleo reticular ascendente, puente, mesencéfalo, diencéfalo y la corteza) y la conciencia (córtex bilateral y estructuras subcorticales). La mayor resistencia del tronco cerebral y el diencéfalo a la isquemia puede conducir a un estado vegetativo, con la excitación y la preservación de los ciclos de sueño y vigilia, pero con falta persistente de conciencia de uno mismo y del medio ambiente o un estado de mínima conciencia. Dada la mayor vulnerabilidad de las áreas corticales, muchos sobrevivientes podrán recuperar la conciencia pero con un deterioro neuropsicológico significativo, mioclonías y convulsiones. Estas condiciones clínicas, que representan las categorías de pobres resultado funcional (CPC-3 y 4), debe ser un foco importante de investigación para conseguir mejorar la actuación y no llegar a ellas.

2. Lesión Miocárdica:

El corazón también sufre daño y alteraciones durante la PC, las maniobras de reanimación y una vez recuperada la circulación espontánea. La función miocárdica se reduce tras RCE aunque se restaure el flujo (miocardio atontado). Su intensidad está determinada por la intensidad del daño isquémico. La contractilidad sistólica y la relajación diastólica están afectadas, lo que induce la inestabilidad hemodinámica. El corazón se dañara por propia etiología del PC, así como por algunas intervenciones terapéuticas como la desfibrilación y la administración de adrenalina.

La disfunción ventricular post-PC influye también en la baja tasa de supervivencia después de la PC. Sin embargo este fenómeno es reversible y responde adecuadamente a tratamiento[11]. Inmediatamente después de la RCE, la función hemodinámica presenta una gran inestabilidad con frecuencia cardíaca y la presión arterial extremadamente variables. Es importante tener en cuenta que estas variaciones de frecuencia y tensión inmediatamente después de RCE pueden ser causadas por un aumento transitorio de la concentración de catecolaminas locales y circulante. Cuando se produce disfunción miocárdica post-PC se puede detectar a los pocos minutos de la RCE con la adecuada monitorización.

17

Durante el período con disfunción significativa, el flujo coronario no se reduce, produciéndose un aturdimiento miocárdico en vez de la lesión permanente o infarto esperable.   Esta disfunción global es transitoria, y se puede recuperar por completo. Varias series de casos han descrito disfunción miocárdica transitoria después de un paro cardiaco humano. El Índice cardiaco llega a su punto más bajo a las 8 h después de la reanimación, presentando una mejora sustancial a las 24 h, con regresión de manera uniforme casi a la normalidad a las 72 h en pacientes que sobrevivieron a PC Extrahospitalaria[12]   Los fármacos inotrópicos corrigen adecuadamente la disfunción global post-PC[13]

3. Isquemia sistémica / Estado de reperfusión.

La PC induce SRIS con activación de leucocitos y complemento que incrementan los niveles de citoquinas, lo que conlleva a un cuadro hemodinámico similar al que se observa en la sepsis.   Durante los primeros minutos de la reperfusión miocárdica, el retículo sarcoplásmico se encuentra en un entorno de gran sobrecarga de Ca^{+2} y la reactivación mitocondrial de la síntesis de ATP lo que pone en funcionamiento de la Ca^{+2} - ATPasa del retículo sarcoplásmico (SERCA), encargada de la captación del Ca^{+2} citosólico, incluso a pesar de la persistencia de un flujo de Ca^{+2} aumentado desde el medio extracelular. Como resultado de ello, se produce una gran acumulación de Ca^{+2} en el interior del retículo sarcoplásmico que excede su capacidad de almacenamiento, por lo que finalmente el Ca^{+2} es extruido a través de los receptores de ryanodina y luego vuelve a ser captado, lo que da lugar a un patrón de oscilaciones rápidas de Ca^{+2} que se propagan a lo largo de la célula e imponen una fuerza mecánica que puede sobrepasar la capacidad elástica del sarcolema

La PC representa el estado de shock más grave que pueda existir. A nivel tisular, se suspende repentinamente el suministro el oxígeno y sustratos metabólicos necesarios y no se eliminan los desechos metabólicos. Las maniobras de soporte vital invierten parcialmente este proceso, logrando cierto gasto cardiaco y transporte de oxígeno sistémico (DO2), mucho menor de lo normal. Durante la RCP se produce un aumento compensatorio en la extracción sistémica tisular de oxígeno, lo que se refleja en una disminución significativa de la saturación de oxígeno venoso central (SvcO2) o saturación venosa mixta. Este transporte insuficiente de oxigeno puede persistir después de la RCE a consecuencia de la disfunción miocárdica inicial, inestabilidad hemodinámica y fallo de la microcirculación. La isquemia sistémica y posterior reperfusión de todo el organismo (con el déficit de oxígeno asociado) provoca la activación generalizada del sistema inmune y de la coagulación, aumentando el riesgo de disfunción multiorgánica e infección. Este cuadro se asemeja mucho a la sepsis[14] Después de la PC, las concentraciones sanguíneas de citoquinas y endotoxinas aumentan significativamente, asociándose la magnitud de estos cambios con el desenlace. Curiosamente, la hiporreactividad de los leucocitos circulantes se ha estudiado ampliamente en pacientes con sepsis y es lo que se denomina tolerancia a endotoxinas. Esta tolerancia después de un paro cardíaco puede tener un papel protector del proceso proinflamatorio aunque también puede inducir inmunosupresión que causa mayor riesgo de infección nosocomial. La activación de la coagulación sanguínea sin adecuada la activación de la fibrinólisis endógena es un importante mecanismo fisiopatológico que puede contribuir a alteraciones de la microcirculación[15] de la reperfusión intravascular, la formación de fibrina y producción de microtrombosis a través de toda la microcirculación, lo que sugiere que pueda haber potencialmente un papel en las intervenciones que se centran en la hemostasia. La coagulación / anticoagulación y la fibrinólisis / antifibrinolisis son sistemas que se activan en pacientes que se someten a RCP, en particular los que se recupera la circulación espontánea. Factores anticoagulantes como la antitrombina, proteína S, y proteína C se reducen y se asocian con un muy transitorio aumento de la proteína C activada endógena poco después de la PC reanimada. La estimulación endotelial precoz y la generación de trombina pueden ser responsables de la gran activación de la proteína C, seguida rápidamente por una fase de la disfunción endotelial en la que el endotelio puede ser incapaz de generar una adecuada cantidad de proteína C activada

El estrés producido por la isquemia total del cuerpo / reperfusión afecta a la función suprarrenal. Aunque en muchos pacientes después de una PC se produce un aumento del nivel de cortisol plasmático, con frecuencia se produce una insuficiencia suprarrenal relativa dada la incapacidad para responder a corticotropina [6] Además, los niveles de cortisol basales medido de 6 a 36 h después de la PC fueron menores en los pacientes que posteriormente murieron de shock refractario que en los pacientes que murieron más tarde por causa neurológica.

Las manifestaciones clínicas de la isquemia-reperfusión sistémica incluyen depleción de volumen intravascular, deterioro de la vasorregulación, transporte y empleo de oxígeno deteriorado, y una mayor susceptibilidad a la infección. En la mayoría de los casos estas patologías son reversibles con la terapia adecuada.

4. Patología precipitante persistente

La fisiopatología del síndrome post-PC se complica por la persistencia de la patología aguda que causó o contribuyó a la propia PC. El diagnóstico y manejo de la causa precipitante (Síndrome coronario agudo, enfermedades pulmonares, hemorragia, sepsis, síndromes tóxicos,…) pueden ser complicado por la fisiopatología simultánea del síndrome post-paro cardíaco. Existe una alta probabilidad de identificar un SCA en el paciente que sobrevive a una PC. En estudios de PC extrahospitalaria, el IAM se ha documentado en aproximadamente el 50% de los pacientes adultos[6] En pacientes con etiología no cardiaca de la parada pero que se habían sometido a angiografía coronaria después de la reanimación123 se encontró oclusión coronaria aguda en 40 de 84 (48%). Otra enfermedad tromboembólica a considerar en el contexto de la PC es el tromboembolismo de pulmón (TEP), que se encuentra presente en 2-10% de las muertes súbitas.

La PC de origen hemorrágico ha sido ampliamente estudiada en el ámbito del Politraumatismo. Dado que las causas precipitantes (traumatismo múltiple con y sin TCE) y los métodos de reanimación (reemplazo del volumen sanguíneo y la cirugía) difieren mucho de otras situaciones provocando una PC que se debe considerar como un síndrome clínico distinto.

La Enfermedad pulmonar primaria como la enfermedad pulmonar obstructiva crónica (EPOC), el asma o la neumonía puede conducir a la insuficiencia respiratoria y PC. Cuando se produce, la fisiología pulmonar puede encontrarse peor después de la restauración de la circulación. La redistribución de la sangre en la vasculatura pulmonar puede conducir a un edema pulmonar franco o al menos un mayor gradiente alveolar-arterial de oxígeno después de la PC. Tanto el edema cerebral agudo como el pulmonar son más frecuentes después de una asfixia.

La sepsis es otra causa de un paro cardíaco, síndrome de insuficiencia respiratoria aguda (SDRA) y fracaso orgánico múltiple. Por lo tanto, en la PC originada por sepsis hay una predisposición para la exacerbación del SPP. La insuficiencia orgánica múltiple es una causa más frecuente de muerte en UCI tras la reanimación de PC intrahospitalaria que de extrahospitalaria (muerte cerebral). Este puede ser un reflejo de la mayor contribución de las infecciones a las PC en el hospital.

Otras causas que pueden precipitar una PC pueden requerir tratamiento específico durante el período post-paro cardíaco. Por ejemplo, las sobredosis e intoxicación tienen antídotos específicos y causas ambientales como la hipotermia puede requerir de un control de temperatura activo. El tratamiento específico de estos trastornos subyacentes debe ser coordinado con el apoyo específico del SPP.

Epidemiología

Ante los avances que ha tenido la Medicina Intensiva en las últimas décadas, parecería lógico y esperable que estos hayan repercutido en una mejora de las tasas de supervivencia al alta hospitalaria tras la recuperación de una PC. Sin embargo, los datos epidemiológicos no objetivan este efecto esperado.

El estudio de la epidemiología de la PC se ha basado tradicionalmente en registros basados en el consenso de Utstein (1990), a partir de los cuales se ha podido determinar la supervivencia del paciente en distintos puntos secuenciados:
- RCE
- Al alta de UCI
- Al alta hospitalaria
- Puntos posteriores: 6 meses, 12 meses…)

Con este enfoque se revela que las tasas de mortalidad temprana en los pacientes en los que el SVA tiene éxito varían considerablemente entre distintos estudios, países, y hospitales[16]. Esta diferencia es multifactorial e incluye la variabilidad existente entre las poblaciones de pacientes, el tipo de métodos de registro empleados, el lugar de la PC, el ritmo de PC, los cuidados post-PC, oscilando las supervivencias entre el 6 y 80%

Debemos tener en cuenta que parte de la variabilidad existente en los estudios puede ser debida a diferencias en el numerador y denominador utilizado para calcular la mortalidad. Por ejemplo, podemos definir la RCE como breve (aproximadamente > 30 s) o mantenida (mayor de 20 minutos), pero si tomamos otros valores el denominador de la tasa de mortalidad variará y con él se producirán grandes variaciones en su tasa. Otros denominadores posibles incluyen RCE mantenida a la llegada al Servicio de Urgencias o ingreso hospitalario/ UCI. La falta de una definición establecida dificulta francamente una posible comparación consistente entre la mayoría de estudios. En un futuro se debe homogenizar y universalizar la terminología para ver en tanto en cuanto, los cuidados post-PCR son un factor relevante.

No todo es la supervivencia. Más allá de la presentación de informes basados en las tasas crudas de mortalidad post-PC, los datos epidemiológicos deben definir el estado neurológico y funcional de los supervivientes. Las recomendaciones Utstein han actualizado sus directrices, de forma que las Categorías de rendimiento cerebral (CPC) son un dato básico nuclear que deberán presentar todos los informes[17]. Los datos del último informe de la base de datos del NRCPR[6] revela que el 68% de 6.485 adultos y el 58% de 236 niños que al alta hospitalaria se encontraban vivos con buen resultado, definido como CPC-1 (buen rendimiento cerebral) o CPC-2 (discapacidad cerebral moderada. Las CPC son una importante herramienta que resulta útil, pero carece de la sensibilidad para detectar diferencias clínicamente significativas en los resultados neurológicos.

Las últimas recomendaciones en investigación en cuidados post-PC recomiendan el desarrollo de herramientas de evaluación más refinadas, incluidas aquellas que evalúan la calidad de la vida.

Fases

En el documento del ILCOR se propone cambiar la definición de las distintas fases del SPP, basadas hasta ahora en la localización del paciente (ingreso en el departamento de emergencias, ingreso en la UCI, alta de la UCI, alta hospitalaria, etc.), y aplicar un criterio más fisiológico como es el tiempo transcurrido. Se proponen las siguientes fases tras la RCE:

1. Fase inmediata: los primeros 20 minutos tras la RCE.
2. Fase precoz: desde los 20 minutos hasta las 6–12h. En este periodo es cuando las intervenciones precoces podrían tener mayor efectividad.
3. Fase intermedia: desde las 6–12h hasta las 72h, cuando los mecanismos de lesión aún permanecen activos y se debe mantener un tratamiento intensivo.
4. Fase de recuperación: a partir de las 72h, cuando el pronóstico se hace más fiable y los resultados finales son más predecibles.
5. Fase de rehabilitación: desde el alta hospitalaria hasta recuperar la máxima función.

Claves:

Los componentes clave de este síndrome sobre los que hay que enfocar nuestros esfuerzos son los siguientes:

- Persistencia de la enfermedad precipitante, que habrá que intentar subsanar lo más precozmente que sea posible.
- Daño cerebral posparada consecuencia de la isquemia, potenciada por la generación de radicales libres de oxigeno tóxicos y la perdida de la autorregulación cerebral, con lo que la presión de perfusión pasa a depender directamente de la presión arterial sistémica. Ésta es la principal causa de muerte según la mayoría de los estudios[27].
- Daño miocárdico posparada, con importante aturdimiento miocárdico y disfunción sistólica y diastólica, producida por depleción de depósitos de alta energía, ATP y entrada masiva de calcio en el citoplasma de los miocitos.
- Síndrome de respuesta inflamatoria sistémica (SRIS), que produce un cuadro hemodinámico similar al que se observa en la sepsis.

Un protocolo de cuidados posparada tiene que tener como objetivos clave el tratamiento óptimo de la causa precipitante y de estos 3 subsíndromes, teniendo en cuenta que cada actuación sobre un aspecto concreto podría poner en peligro la recuperación de los otros.

Bibliografía:

1. Opie LH. Reperfusion injury and its pharmacologic modification. Circulation.1989;80:1049–62.

2. Negovsky VA. Postresuscitation disease. Crit Care Med. 1988;16:942–946.

3. Nolan JP, Neumar RW, Adrie C, et al. A Scientific Statement from the International Liaison Committee on Resuscitation; the American Heart Association Emergency Cardiovascular Care Committee; the Council on Cardiovascular Surgery and Anesthesia; the Council on Cardiopulmonary, Perioperative, and Critical Care; the Council on Clinical Cardiology; the Council on Stroke. Post-cardiac arrest syndrome: epidemiology, pathophysiology, treatment, and prognostication. Resuscitation.2008;79:350–79.

4. López Rodríguez MS. Protección cardiocerebral post paro cardiaco. Revista Cubana de Anestesiologìa y Reanimaciòn .2010; 9(3)150-160.

5. Morimoto Y, Kemmotsu O, Kitami K, Matsubara I, Tedo I. Acute brain swelling after out-of-hospital cardiac arrest: pathogenesis and outcome. Crit Care Med 1993;21:104-10.

6. Nolan JP, Neumar RW, Adrie C er al: Post-cardiac arrest syndrome: Epidemiology, pathophysiology, treatment, and prognostication A Scientific Statement from the International Liaison Committee on Resuscitation; the American Heart Association Emergency Cardiovascular Care Committee; the Council on Cardiovascular Surgery and Anesthesia; the Council on Cardiopulmonary, Perioperative, and Critical Care; the Council on Clinical Cardiology; the Council on Stroke. Resuscitation (2008) 79, 350—379

7. Torbey MT, Selim M, Knorr J, Bigelow C, Recht L. Quantitative analysis of the loss of distinction between gray and white matter in comatose patients after cardiac arrest. Stroke 2000;31:2163—7.

8. Iida K, Satoh H, Arita K, Nakahara T, Kurisu K, Ohtani M. Delayed hyperemia causing intracranial hypertension after cardiopulmonary resuscitation. Crit Care Med 1997;25:971-976.

9. Takasu A, Saitoh D, Kaneko N, Sakamoto T, Okada Y. Hyperthermia: is it an ominous sign after cardiac arrest? Resuscitation 01;49:273—7.

10. Zeiner A, Holzer M, Sterz F, et al. Hyperthermia after cardiac arrest is associated with an unfavorable neurologic outcome. Arch Intern Med 2001;161:2007—12.

11. Ruiz-Bailen M, Aguayo de Hoyos E, Ruiz-Navarro S, et al. Reversible myocardial dysfunction after cardiopulmonary resuscitation. Resuscitation 2005;66:175—81.

12. Laurent I, Monchi M, Chiche JD, et al. Reversible myocardial dysfunction in survivors of out-of-hospital cardiac arrest. J Am Coll Cardiol 2002;40:2110—6.

13. Huang L, Weil MH, Tang W, Sun S, Wang J. Comparison between dobutamine and levosimendan for management of postresuscitation myocardial dysfunction. Crit Care Med 2005;33:487—91.

14. Adrie C, Laurent I, Monchi M, Cariou A, Dhainaou JF, Spaulding C. Postresuscitation disease after cardiac arrest: a sepsis-like syndrome? Curr Opin Crit Care 2004;10:208—12.

15. Adrie C, Monchi M, Laurent I, et al. Coagulopathy after successful cardiopulmonary resuscitation following cardiac arrest: implication of the protein C anticoagulant pathway. J Am Coll Cardiol 2005;46:21—8.

16. Keenan SP, Dodek P, et al. Variation in length of intensive care unit stay after cardiac arrest: Where you are is as important as who you are. Crit Care Med. 2007;35:836–41.

17. Jacobs I, Nadkarni V, Bahr J, et al. Cardiac arrest and cardiopulmonary resuscitation outcome reports: update and simplification of the Utstein templates for resuscitation registries. A statement for healthcare professionals from a task force of the International Liaison Committee on Resuscitation (American Heart Association, European Resuscitation Council, Australian Resuscitation Council, New Zealand Resuscitation Council, Heart and Stroke Foundation of Canada, InterAmerican Heart Foundation, Resuscitation Council of Southern Africa). Resuscitation 2004;63:233—49.

3. Tratamiento del SPP.

Esquema de tratamiento del Síndrome Post-Parada

Se recomienda[1] seguir un tratamiento guiado por objetivos (similar al tratamiento de la sepsis, por ejemplo) aunque no haya evidencia de mejora significativa mediante este tipo de abordajes. El documento ILCOR propone el desarrollo de planes de tratamiento generales adaptables a todo el espectro de pacientes y PC. En todos los casos, el tratamiento se debe centrar en revertir las manifestaciones fisiopatológicas del SPP con una adecuada priorización y ejecución en el momento adecuado. Estos planes capacitaran a los médicos, las enfermeras y demás personal sanitario para optimizar los cuidados posparada y evitar la retirada prematura de medidas antes de que pueda establecerse un pronóstico a largo plazo.

Durante la fase inmediata, al ingreso hospitalario del paciente en la UCI o en el servicio de Urgencias, una vez asegurada la vía aérea y conseguida una estabilización inicial, debemos proceder a una valoración inicial y establecer, al mismo tiempo, la monitorización para poder desarrollar una optimización guiada por objetivos.

– Breve historia clínica en la que se busque activamente antecedente de dolor torácico o causa obvia de parada cardiorrespiratoria no cardiaca, así como ritmo inicial de resucitación (desfibrilable o no desfibrilable) y registros de ECG previos a la llegada al hospital. Se realizará un ECG con derivaciones derechas y posteriores para poder decidir con la

29

mayor brevedad si al paciente se le debe realizar un cateterismo coronario urgente. Como resultado, obtendríamos lo siguiente:

1. PC de causa claramente no cardiaca.

2. PC de causa posible cardiaca isquémica.

3. PC de causa probable cardiaca isquémica.

4. PC de causa claramente cardiaca isquémica.

El ecocardiograma es una herramienta muy útil que no debería faltar en el manejo inicial del SPP:

- La no presencia de alteraciones de la contractilidad global y segmentaria indica una muy improbable oclusión coronaria aguda persistente susceptible de revascularización urgente.

- Valoración de la presencia e intensidad de la disfunción miocárdica posparada (objetivos básicos de tratamiento).

– La valoración del estado de consciencia mediante la escala de coma de Glasgow (GSC) es fundamental para decidir en esta fase inmediata la instauración de HT (en los casos que GCS ≤ 8 tras 20 minutos de RCE). La realización de una TAC craneal es importante (siempre que no suponga una pérdida de tiempo que penalice una revascularización inmediata) en los casos en los que existan dudas sobre si el coma puede ser de origen neurológico estructural e interfiera con la decisión de establecer HT.

- Pruebas de laboratorio: se deberá tener una analítica de entrada que incluya urea, glucemia, iones, lactato, oximetría arterial, hematimetría, marcadores de lesión miocárdica y estudio de coagulación. Es imprescindible corregir las alteraciones hidroelectrolíticas y metabólicas que pueden complicar o agravar la situación así como para ayudar en el diagnóstico de infarto agudo de miocardio.

- Se debe realizar una Rx de tórax portátil para confirmar la adecuada colocación del tubo endotraqueal y que sirva de control durante el evolutivo posterior.

- Monitorización: debe incluir ECG continuo, pulsioximetría (SpO$_2$) continua, presión arterial sistólica (PAS), diastólica (PAD) y media (PAM) continua mediante catéter arterial, presión venosa central (PVC), temperatura **central** (mediante sonda termométrica esofágica, vesical o pulmonar), diuresis horaria mediante sondaje vesical y saturación venosa central de oxigeno

Más adelante si fuera necesario, se realizará una monitorización hemodinámica avanzada que incluya gasto cardiaco, resistencias vasculares y ecocardiogramas seriados y, si fuera posible, una monitorización electroencefalográfica, bien de forma continua o seriada, según indicación.

Tras la valoración inicial, hay que decidir lo antes posible la necesidad o no de realización de HT y de revascularización coronaria urgente, bien mediante cateterismo cardiaco urgente o mediante trombolisis, si se precisa.

Optimización terapéutica guiada por objetivos

Además de considerar y llevar a cabo, si estuviera indicado, la HT, el cateterismo y la revascularización urgente, procederemos a monitorizar una serie de variables, como ya indicamos, para llevar a cabo una optimización del tratamiento del SPP guiado por objetivos durante las fases inmediata, precoz e intermedia del SPP.

A continuación, en los siguientes capítulos se expondrá y desarrollará el tratamiento por objetivos del SPP.

Bibliografía:

1. Martín-Hernández H, López-Messa JB, Pérez-Vela JL et al: Manejo del síndrome posparada cardíaca. Med Intensiva.2010;34(2):107–126

4. Revascularización coronaria.

Debido a que la enfermedad coronaria es causa de la mayoría de PC [1], debe establecerse inmediatamente si el paciente requiere reperfusión miocárdica ya sea por medios mecánicos (ICP) o farmacológicos (trombolisis). Ateniéndonos a la etiología de la PC, la debemos englobar en uno de estos grupos:

- Grupo 1: PC de causa claramente no cardíaca.
- Grupo 2: PC de causa posible cardíaca isquémica.
- Grupo 3: PC de causa probable cardíaca isquémica.
- Grupo 4: PC de causa claramente cardíaca isquémica.

Existe evidencia suficiente para recomendar el cateterismo urgente en los pacientes posparada con SCA con elevación del segmento ST[2], es decir, los pacientes del grupo 4 (PC de causa claramente cardiaca isquémica). En el mayor estudio sobre ICP inmediata en pacientes consecutivos recuperados de PC por SCA con elevación del segmento ST, la revascularización urgente se asoció con una supervivencia del 54% a los 6 meses[4]. También parece apropiado considerar el cateterismo urgente en los pacientes con PC de causa probable cardiaca isquémica (Grupo 3).

Sin embargo, existe controversia sobre la necesidad de coronariografía urgente en los pacientes del grupo 2 (PC de causa posible cardiaca isquémica). En nuestra contra juega que en los pacientes recuperados de una PC se ha visto que la ausencia de criterios clínicos, como el dolor precordial, y electrocardiográficos, tales como elevación del segmento ST, son malos predictores de ausencia de oclusión coronaria aguda[3].

En un estudio prospectivo observacional de pacientes que llegaron vivos al hospital tras PC sin evidente causa no cardiaca, en el 80% se evidenció enfermedad arterial coronaria. Hay que resaltar que en el 26% de los pacientes en los que se encontró una oclusión coronaria aguda no existía elevación del segmento ST ni el paciente había referido dolor anginoso previo[3]. Por ello la realización de cateterismo urgente e ICP se considera un pilar fundamental de la resucitación cardiocerebral en todos los pacientes recuperados de una PC, independientemente de la presencia o no de signos en el ECG del SCA[5].

Hay evidencia de que es factible y seguro realizar conjuntamente revascularización urgente mediante ICP e HT con muy buenos resultados, que se mantienen a los 6 meses, tanto en supervivencia como en función cerebral[6].

Sobre la base de todos estos argumentos recomendamos practicar coronariografía urgente y eventual ICP a todos los pacientes recuperados de un PC, excepto a los del grupo 1.

La realidad asistencial dificulta enormemente o impide, en ocasiones, el estudio hemodinámico urgente en todos los centros. Aunque el estudio TROICA, (ensayo clínico multicéntrico doble ciego que intentaba demostrar el beneficio de la trombolisis durante la RCP), se detuvo por futilidad[7], el papel de la trombolisis tras la RCE en el SPP es un asunto distinto, sobre el que existe una evidencia limitada pero que va a favor de su eficacia con respecto a no realizar la revascularización.

Si se considera que el mayor beneficio del ICP sucede cuando el intervalo puerta-balón no excede los 90min, en no pocos casos podría resultar más beneficiosa la trombolisis como primera medida de reperfusión, incluso en el medio extrahospitalario[8]. Ni la RCP no traumática ni la hipotermia representan una contraindicación para la trombolisis. Aunque la interacción entre HT moderada y trombolisis no se ha estudiado formalmente en el terreno teórico, la primera podría interactuar con el fibrinolítico alterando su eficacia o modificando el riesgo de hemorragia. Igualmente, el tratamiento coadyuvante en la hipotermia puede enmascarar la presentación de hemorragia intracraneal, lo que complicaría la trombolisis.

Así, pues, si el intervalo desde el inicio de los síntomas no excede las 3h, y cuando el laboratorio de hemodinámica no esté disponible dentro de los primeros 90 min de asistencia hospitalaria, se recomienda el uso de trombolíticos como medida alternativa en los pacientes del grupo 4.

Claves:
- Los supervivientes conscientes a una PC Extrahospitalaria con sospecha de SCA deberán ser tratados de acuerdo a las recomendaciones establecidas para el tratamiento del SCA, es decir con realización de ICP inmediata o precoz.
- Los supervivientes que se encuentren en coma y que tengan ECG post-resucitación con criterios de SCA con elevación de ST, deberán ser admitido directamente al laboratorio de Hemodinámica.
- En los pacientes sin criterios de IAM en el ECG, se deberá excluir en UCI las causas de PC "no coronaria".

En ausencia de una causa "no coronaria" evidente, se deberá realizar ICP tan pronto como sea posible (siempre en menos de dos horas), en particular a los pacientes hemodinámicamente inestables).

- La ICP se debe dirigir principalmente hacia la lesión culpable.
- Nunca olvidar administrar el resto de medicación para el SCA.
- El ICP debe convertirse en una parte esencial de la "Cadena de supervivencia".

Bibliografía:

1. Pell JP, Sirel JM, Marsden AK et al. Presentation, management, and outcome of out of hospital cardiopulmonary arrest: Comparison by underlying aetiology. Heart. 2003;89:839–42.
2. Noc M, Radsel P. Urgent invasive coronary strategy in patients with sudden cardiac arrest. Curr Opin Crit Care. 2008;14: 287–291
3. Spaulding CM, Joly LM, Rosenberg A, et al. Immediate coronary angiography in survivors of out-of hospital cardiac arrest. N Engl J Med. 1997;336:1629–33.
4. Garot P, Lefevre T, Eltchanionoff H, et al. Six –month outcome of emergency percutaneous coronary intervention in resuscitated patients after cardiac arrest complicating ST-elevation myocardial infarction. Circulation. 2007;115:1354–62.
5. Ewy GA, Kern KB. Recent advances in cardiopulmonary resuscitation: Cardiocerebral resuscitation. J Am Coll Cardiol. 2009;53:149–57.
6. Knafelj R, Radsel P,Ploj T,Noc M. Primary percutaneous coronary intervention and mild induced hypothermia in comatose survivors of ventricular fibrillation with ST-elevation acute myocardial infarction. Resuscitation.2007;74:40–5.
7. Böttiger BW, Arntz HR, Chamberlain DA, , et al. TROICA Trial Investigators European Resuscitation Council Study Group. Thrombolysis during resuscitation for out-of-hospital cardiac arrest. N Engl J Med. 2008;359:2651–62.
8. Antman EM, Hand M, Armstrong PW, et al. Focused Update of the ACC/AHA 2004 guidelines for the management of patients with ST-elevation myocardial infarction. Circulation.2008;117:296–329.

5. Hipotermia terapéutica.

La Hipotermia Terapéutica (HT) es en la actualidad la medida más estudiada en el ámbito de los cuidados del SPP. Su indicación ha pasado de ser ampliamente generalizada a ser más cautos en su empleo ante la nueva evidencia presente, en la que no queda claro hasta donde hay que llevar el control de temperatura.

Mecanismos de neuroprotección de la hipotermia.

Los mecanismos físico-bioquímicos que explican la neuroprotección de la hipotermia son desconocidos y probablemente multifactoriales. Además, se ha observado que éstos tienen distinta relevancia según la intensidad de la hipotermia así como del tipo de daño encefálico. Basados en estudios experimentales con animales, se ha determinado que los mecanismos más probables de neuroprotección son:

1. Disminución de la tasa metabólica. Por cada 1°C que disminuye la temperatura encefálica se reduce la tasa metabólica del encéfalo en un 6-7%.
2. Disminución de la secreción de neurotransmisores excitatorios. Posible papel protector para convulsiones.
3. Disminución de la actividad enzimática intracelular.
4. Aumento de la síntesis de proteínas reparadoras.
5. Estabilización de la barrera hematoencefálica.
6. Reducción del edema vasogénico. La hipotermia ha demostrado que reduce la PIC.
7. Disminución de la cascada inflamatoria.
8. Disminución de la síntesis de radicales libres.

39

9. Inhibición de la apoptosis.

Empleo de la HT.

El uso de la HT se describió en la década de 1950, pero no ha sido hasta fechas recientes cuando se ha desarrolló gracias a los resultados de 2 estudios aleatorizados, ambos publicados en el año 2002. El estudio HACA, realizado en 9 hospitales europeos de 5 países, analizó 275 pacientes resucitados tras PC extrahospitalaria presenciada, en forma de fibrilación ventricular (FV)/taquicardia ventricular sin pulso. El grupo al que se le indujo la HT tuvo una mejor recuperación neurológica y menor mortalidad al alta hospitalaria y a los 6 meses[1]. En otro estudio (Bernard et al[2)] se analizaron 77 pacientes recuperados de una PC extrahospitalaria secundaria a FV. Se aleatorizado, bien para recibir tratamiento habitual, bien para recibir HT realizada con métodos de superficie. Demostraron un mejor pronóstico neurológico en el grupo de HT. Fundamentalmente sobre la base de estos 2 trabajos y otros estudios experimentales y clínicos, las sociedades científicas han realizado sus recomendaciones a favor del uso de esta técnica tras la PC. Así, se aconseja la realización de HT moderada (enfriamiento hasta conseguir una temperatura central de 32–34°C) durante 12–24h en los pacientes adultos inconscientes tras una RCE, después de una PC extrahospitalaria, cuando el ritmo inicial sea FV. A pesar de no haber datos al respecto, también se extrapola a que pueda ser beneficioso en otros ritmos diferentes y en la PC extrahospitalaria e intrahospitalaria.

Aunque éstas son las recomendaciones actuales, no está completamente establecido qué pacientes son los que más se pueden beneficiar de la HT, la técnica ideal para hacerlo, la temperatura ideal que hay que conseguir ni la tasa de recalentamiento. Un conocido estudio[3] supuso un importante golpe al empleo generalizado de la HT al objetivar que en pacientes supervivientes a PC extrahospitalaria de causa presuntamente cardiológica, el empleo de HT a 33°C no mejoraba al control de temperatura a 36°C. Más recientemente se ha publicado un metanálisis[4] sobre la HT en la PCEH que muestra se produce una mejoría en la mortalidad a corto y largo plazo cuando se realiza una hipotermia controlada (< 4°C) respecto a no realizar ningún control de temperatura. Por el contrario, la realización de una HT moderada no mejoró los resultados en comparación con un control de temperatura ($\approx 36°$ C)

A la hora de plantear una HT, lo primero a tener en cuenta será el estado de consciencia del paciente que nos llevará a establecer si existe o no indicación de inducir HT. Se debe realizar HT en los pacientes adultos en coma después de una resucitación inicial extrahospitalaria por PC secundaria a una FV [1,2]. No obstante, hay que destacar que, en el trabajo de Oddo et al[5], cuando los pacientes se presentan con ritmo no desfibrilable (asistolia-actividad eléctrica sin pulso), la diferencia no es significativa con el grupo de ritmos desfibrilables (aunque con la limitación del pequeño número de pacientes en este subgrupo). Este mismo grupo en otro estudio más reciente presenta una supervivencia y una recuperación neurológica también mejores en los pacientes que se presentan con FV frente a los ritmos no desfibrilables, pero observan que el factor pronostico más determinante es el tiempo hasta conseguir la recuperación espontánea. Así, destacan que los pacientes con PC en asistolia-DEM que tengan un periodo corto hasta la recuperación de la circulación (inferior a 25min) también podrían beneficiarse al incluírselos en un protocolo de HT.

En cuanto a la PC intrahospitalaria, la situación tampoco es concluyente. En el registro europeo no hubo diferencias significativas entre la aplicación o no de hipotermia (mortalidad: el 61% con HT versus el 40% sin HT, p = 0,3; pronostico neurológico desfavorable: el 72 versus el 71%, p = 0,99).

En el caso en que no se pueda realizar la HT o esté contraindicada, como mínimo, se debe evitar siempre la hipertermia (frecuente en las primeras 48h postparada), ya que el riesgo de empeorar el pronóstico neurológico aumenta con cada grado de temperatura corporal que supera los 37ºC [6].

La decisión de la indicación de HT se deberá valorar durante la fase inmediata del SPP (en los primeros 20 minutos) y, si está indicada, iniciarla lo antes posible, sin demorarla por la necesidad de realizar algún procedimiento (Ej. ICP) o traslado.

En la actualidad, hay muchos métodos disponibles que permiten realizar el enfriamiento. Cada centro, dependiendo de sus necesidades y posibilidades, debe elegir el sistema que más le conviene y puede adaptar a sus algoritmos y protocolos de actuación.

Inducción de la HT.

La administración de fluidos intravenosos fríos (generalmente 30–40ml/kg de cristaloides (Suero Fisiológico al 0,9% o solución de Ringer-Lactato enfriados a 4ºC). Esta medida es la más usada por los equipos de emergencias extrahospitalaria y los servicios de urgencia hospitalarios por su sencillez y rapidez de aplicación[7]. A la administración de los fluidos fríos se puede asociar el uso de bolsas de hielo colocadas en axilas, ingles y alrededor del cuello y la cabeza. Estas técnicas han mostrado ser seguras y eficaces, pero tienen la dificultad de no mantener la hipotermia, por lo que se debe asociar otra técnica que mantenga al paciente en la temperatura deseada. Se recomienda bajar la temperatura corporal hasta 32–34°C.

Mantenimiento de la hipotermia terapéutica

Puede realizarse mediante técnicas de superficie o métodos invasivos endovasculares. Las (teóricas) ventajas de los métodos de hipotermia invasiva son:

1. Mayor velocidad en la inducción de la hipotermia / Normotermia. Sin embargo, no está claro si la inducción más rápida mejora el resultado.

2. Posiblemente el enfriamiento endovascular tiene menos número y más pequeñas fluctuaciones de temperatura en la fase de mantenimiento.

3. Algunos tipos de catéter endovascular permiten controlar de forma continua la temperatura central (sangre).

4. No hay riesgo de lesiones en la piel inducidas por enfriamiento de la superficie.

5. El paciente es fácilmente accesible, no hay necesidad de cubrir grandes áreas de la piel para lograr el enfriamiento.

6. Puede precisar menos medicación para controlar los escalofríos. Se puede asociar el uso de un calentador de aire caliente, lo que lleva a una mejor respuesta en el control de los temblores y escalofríos. De forma relacionada, puede haber una mejor tolerancia al enfriamiento endovascular cuando se realiza HT en pacientes

despiertos, no intubados (por ejemplo, para el tratamiento de ACV o IAM para reducir el área del infarto).

Por otra parte, las ventajas teóricas de los sistemas de hipotermia de superficie son:

1. Facilidad de uso. Puede ser aplicado por personal de enfermería sin que haya un médico presente.

2. No requiere ningún procedimiento invasivo. No hay riesgo de complicaciones mecánicas.

3. Puede iniciarse inmediatamente, sin esperar al procedimiento de inserción de un catéter, por lo potencialmente hay un menor retraso para el inicio de la refrigeración.

4. No hay riesgo de formación de trombos inducida por catéter.

5. Se puede aplicar fácilmente fuera de la UCI.

6. Combinado con infusión de líquidos refrigerados (ya que esto permite enfriamiento simultáneo de tanto el compartimiento del núcleo y el compartimento periférico del cuerpo), mejora su funcionamiento.

Hasta el momento no está claro cuál es el sistema óptimo de inducción/mantenimiento de hipotermia y deprenderá de la experiencia/disponibilidad de la técnica así como de particularidades del paciente (ej. Gran quemado). No existen muchos estudios relevantes que contrasten ambos sistemas de HT, ni en cuanto a seguridad, efectividad o beneficio para el paciente. Un estudio reciente[8] en el que los autores reclutaron 400 pacientes: 203 fueron tratados con método endovascular (Zoll) y 197 con método externo (método artesanal: compresas de hielo, ventiladores y una tienda de campaña), obteniendo resultados significativos a favor del método invasivo (Control de Tª, carga de trabajo, pronóstico del paciente). Sin embargo dado que actualmente existen sistemas externos sofisticados de alto rendimiento

(Artic Sun, Meditherm, Blanketrol,..), se puede concluir que los sistemas automáticos son mejores que los tradicionales/artesanales.

Recalentamiento

Aunque la tasa de recalentamiento no está claramente definida, hay que realizarla lenta y progresivamente tras finalizar la fase de enfriamiento, aproximadamente a 0,25–0, 5°C por hora. La mayoría de métodos incluyen un programa de recalentamiento, si no se podrán utilizar mantas de aire caliente. En esta etapa debemos tener en cuenta que debido al aumento de temperatura se produce una importante vasodilatación e hipotensión, por lo que habrá que suministrar fluidos.

Complicaciones de la HT

La HT puede asociar complicaciones y efectos adversos que debemos que conocer y tratar. Lo más frecuentes es la aparición de tiritonas y escalofríos durante la fase de inducción y que suelen responder bien a la administración de Meperidina y/o Clonidina. Estos deberán de evitarse debido a que aumentan el consumo de oxígeno y la temperatura, por lo que en casos refractarios será necesario el uso de sedación, e incluso relajación.

También se puede observar aumento de las resistencias vasculares con descenso del gasto cardiaco. Las arritmias son frecuentes, sobre todo la bradicardia, pero no suelen plantear mayor problema. Más relevancia tienen las anomalías electrolíticas (hipofosfatemia, hipopotasemia, hipomagnesemia, hipocalcemia) favorecidas por la diuresis inducida por la HT, que además pueden facilitar las arritmias. La hipotermia puede disminuir la sensibilidad a la insulina y su secreción, por lo que puede dar lugar a hiperglucemia, que ha de tratarse con aporte de insulina IV.

Después de la fase de recalentamiento, es frecuente la aparición de una hipertermia de rebote, por lo que algunos autores recomiendan ampliar 24 horas el control de temperatura. Es importante no confundir esta hipertermia con un cuadro séptico ya que además la elevación precoz de Procalcitonina sérica en pacientes con HT no se relaciona con infección sino con la severidad del daño neurológico y mala recuperación, siendo un determinante de mal pronóstico[9].

Debido a la disminución del metabolismo, durante la HT se producirá una menor cuantía de CO_2, por lo que deberemos ajustar la ventilación mecánica para evitar daños por la hipocapnia. Del mismo modo, deberemos tener en cuenta esto una durante el recalentamiento.

Otras posibles complicaciones para tener en cuenta son la amilasemia, la inmunosupresión, la coagulopatía y la disminución del aclaramiento de algunos fármacos (p. ej. sedantes, bloqueantes musculares).

Claves:

- Se debe plantear HT en todo paciente que haya sufrido PC en FV y permanezca inconsciente.
- Tener en cuenta fisiopatología de la Hipotermia para evitar complicaciones.
- Fundamental conservar la Normotermia (36^0C)
- Tener en cuenta la hipertermia de rebote.

Bibliografía:

1. Hypothermia after cardiac arrest study group. Mild therapeutic hypothermia to improve the neurologic outcome after cardiac arrest. N Eng J Med.2002;346:549–56.
2. Bernard SA, Gray TW, Buist MD, Jones BM, Silvester W, Gutteridge G, et al. Treatment of comatose survivors of out-of-hospital cardiac arrest with induced hypothermia. N Eng J Med. 2002;346:557–63.
3. Nielsen N, et al: Targeted temperature management at 33°C versus 36°C after cardiac arrest. N Engl J Med 2013; 369:2197-2206
4. Vargas M, et al: Effects of in-hospital low targeted temperature after out of hospital cardiac arrest: A systematic review with meta-analysis of randomized clinical trials. Resuscitation. 2015 Jun;91:8-18
5. Oddo M, Schaller M-D, Feihl F, Ribordy V, Liaudet L. From evidence to clinical practice: Effective implementation of therapeutic hypothermia to improve patient out come after cardiac arrest. Crit Care Med.2006;34:1865–73.
6. Hickey RW, et al. Induced hyperthermia exacerbates neurologic neuronal histologic damage after asphyxia cardiac arrest in rats. Crit Care Med. 2003;31:531–5.
7. Kim F, Olsufka M, Carlbom D, et al. Pilot study of rapid infusion of 2l of 4°C normal saline for induction of mild hypothermia in hospitalized, comatose survivors of out-of-hospital cardiac arrest. Circulation.2005;112:715–719
8. Deye N et al. Endovascular versus external targeted temperature management for out-ofhospital cardiac arrest patients: A randomized controlled study. Circulation. 2015;132
9. Engel H et al: Serum procalcitonin as a marker of post-cardiac arrest syndrome and long-term neurological recovery, but not of early-onset infections, in comatose post-anoxic patients treated with therapeutic hypothermia. Resuscitation. 2013 Jun;84(6):776-781

6. Manejo Hemodinámico.

Es frecuente que el paciente que recupera circulación espontánea tras una PC presente un gran Inestabilidad hemodinámica. Ésta se puede manifestar como arritmias, hipotensión y bajo gasto cardiaco. Los mecanismos subyacentes incluyen la depleción de volumen intravascular, alteraciones de la vasorregulación y disfunción post-IAM.

Las arritmias pueden ser tratadas mediante el mantenimiento adecuado del medio interno, con normalización de las concentraciones de electrolitos y mediante el uso de medicación antiarrítmica o terapias eléctricas. Se deben tratar las arritmias con signos clínicos adversos No hay evidencia para apoyar el empleo profiláctico de fármacos antiarrítmicos después de una PC. En las arritmias causadas por isquemia cardíaca focal el mejor tratamiento antiarrítmico será la reperfusión precoz. Ante la recurrencia de arritmias ventriculares en un paciente con SPP en el que no se ha realizado coronariografía, deberá valorarse de nuevo la indicación de cateterismo urgente En última instancia, los supervivientes de PC atribuida a una arritmia primaria deben ser evaluado para el implante de un marcapasos o un desfibrilador automático implantable (DAI).

La primera intervención para tratar la hipotensión será la optimización de Presiones de llenado de corazón derecho mediante el uso de fluidos intravenosos. Un estudio evidenció que se requieren de 3.5 a 6.5 L de solución cristaloide intravenosa en las primeras 24 h tras la RCE tras PCEH para mantener las presiones de aurícula derecha en el rango "normal"[1].

Los fármacos inotrópicos y vasopresores deben considerar si no se consiguen los objetivos hemodinámicos a pesar de haber optimizado la precarga. Tras la RCE está bien descrita la Disfunción miocárdica[1]. La disfunción ventricular global post-PC es reversible y sensible a los fármacos inotrópicos, pero su gravedad y duración puede afectar a la supervivencia del paciente. Una ecocardiografía precoz permitirá cuantificar el grado de disfunción miocárdica y será de gran utilidad para orientar y optimizar la terapia a seguir.

El deterioro de la Vasorregulación también es común en pacientes tras PC y puede requerir tratamiento con vasopresores. Es un trastorno reversible pero se ha descrito su persistencia hasta 72 horas de la RCE a pesar de optimizar el tratamiento [1] Como ocurre con gran parte del tratamiento del SPP, ningún fármaco o combinación de estos ha demostrado ser superior en el tratamiento de la disfunción cardiovascular post-PC. A parte de la mejoría de los parámetros hemodinámicos, el efecto sobre la supervivencia de los fármacos inotrópicos y vasopresores en la fase de post-PC no tiene se ha estudiado en seres humanos. Además no debemos de olvidar que los medicamentos inotrópicos potencialmente pueden exacerbar o inducir isquemia focal en el entorno de la patología coronaria.

El tratamiento con inotrópicos y/o vasopresores pueden ser guiados por la presión arterial, ritmo cardíaco, ecocardiografía, mediciones de entrega de oxígeno tisular (SvcO2), aclaramiento de lactato y el gasto urinario. Mediante el empleo de sistemas de medición de Gasto Cardiaco (Catéter Swan-Ganz, sistema PiCCO,… o con sistemas no invasivos de estimación de gasto cardiaco (Ej. Vigeleo), el tratamiento podrá ser guiado más finamente mediante el Índice Cardiaco, Resistencias vasculares sistémicas,… No hay evidencia de que el tratamiento guiado por Gasto cardiaco (ya sea por método invasivo, no invasivo,

87 mmHg), con una PA_M de entre 80 y 90mmHg es un objetivo más válido en el SPP, con ciertos matices.

En los pacientes hipertensos será más conveniente elevar este límites 90–100mmHg mientras que en los pacientes con SCA, insuficiencia cardiaca congestiva o shock cardiogénico habrá que irse al límite inferior (80mmHg).

Hay que tener claro que nunca se puede permitir la hipotensión (ni siquiera transitoria) porque puede conllevar hipoperfusión cerebral, ni tampoco la hipertensión, que puede aumentar los efectos adversos de la reperfusión y producir hiperemia, con aumento de la PIC (y el consiguiente aumento de la lesión 2[aria]). La hipertensión (PA_M > 100 mmHg) se tratara con vasodilatadores y diuréticos en caso de insuficiencia cardiaca congestiva o sobrecarga hídrica. Si existe taquicardia o SCA con función sistólica conservada, considerar betabloqueantes.

c. Presión venosa central.

En el SPP se produce un SIRS similar al observado en la sepsis. Por ello una gran parte de los pacientes con RCE presentan un shock distributivo con disminución de la precarga que precisan infusión de volumen y, en muchas ocasiones, agentes vasoactivos.   A pesar de las conocidas limitaciones de la PVC, en la mayoría de protocolos se ha seguido el objetivo de las guías de la Surviving Sepsis Campaign (PVC de entre 8 y 12 mmHg), por lo que tendremos que considerar algunos aspectos:

- La coexistencia en el SPP de una importante disfunción sistólica o diastólica puede hacer de la PVC un mal índice del estado de la precarga, siendo más adecuado mantener una presión capilar pulmonar (PCP) de entre 15 y 18mmHg.

- Debe tenerse en cuenta el riesgo de edema agudo de pulmón en caso de insuficiencia ventricular izquierda.
- Existen causas de PC que pueden producir un aumento de la PVC independiente del estado de volumen intravascular (taponamiento pericárdico, infarto de ventrículo derecho, hipertensión pulmonar, neumotórax,...).

En caso de hipotensión[7] en el SPP, si la PVC es inferior a 8–12 mmHg, la primera medida será la infusión rápida de volumen (cristaloides o coloides, nunca glucosados) de 500 ml en 5–10 minutos cada 20 minutos, hasta alcanzar el objetivo de PVC. En caso de haber decidido el inicio de HT, se infundirán 30 ml/kg de suero fisiológico 0.9% o solución de Ringer Lactato a 4°C.

Si persiste la hipotensión arterial tras conseguir el objetivo de PVC, se deberá considera una monitorización hemodinámica avanzada para valorar la contribución relativa de cada uno de los componentes del SPP (déficit de volumen, disminución de resistencia vascular sistémica (RVS) por SIRS y disfunción miocárdica) para optimizar el tratamiento.

d. Monitorización avanzada:

Si tras la infusión de volumen la PAM sigue por debajo de 80 mmHg, será necesario recurrir a una evaluación más fiable de precarga, gasto cardiaco, contractilidad y poscarga. Estas mediciones se han realizado de forma habitual con el empleo de catéteres en la arteria pulmonar y utilización de técnicas de termodilución para la medición de la presión de enclavamiento pulmonar (PCP), el gasto cardiaco, el volumen sistólico y el cálculo de las RVS y su índice. Más recientemente, estos parámetros también pueden monitorizarse mediante las tecnologías PiCCO® o LiDCO® plus sin la necesidad de utilizar catéteres en la arteria pulmonar.

Precarga

Antes de continuar infundiendo volumen para elevar la PVC por encima de 12 mmHg, es recomendamos una valoración más completa de la precarga. Clásicamente, se ha utilizado la monitorización de las presiones de llenado derechas como elemento determinante de la precarga, presiones que se encuentran claramente influenciadas por la dinámica de fluidos a nivel intratorácico y por los 3 compartimentos del tórax.

La PCP obtenida mediante la colocación de un catéter en la arteria pulmonar refleja indirectamente la precarga del corazón izquierdo. Otros sistemas (PiCCO®, LiDCO®…) mediante la interacción de todos los volúmenes intratorácico pueden determinar la precarga con más fiabilidad que la convencional PVC (y sin necesidad de cateterizar la arteria pulmonar). Mediante la Ecocardiografía transtorácica también se puede estimar la precarga.

Contractilidad

Teniendo en cuenta que dentro de la fisiopatología del SPP se encuentra el fenómeno de aturdimiento miocárdico (que produce disfunción diastólica y sistólica), sería conveniente la realización de Ecocardiografía (*Gold standard*). A pesar de la falta de evidencia al respecto, parece razonable la realización de un estudio ecocardiográfico (transtorácico o transesofágico) en las primeras horas después de la RCE, que nos servirán como referencia para estudios posteriores. Este primer estudio nos dará datos fundamentales para guiar el tratamiento y servirá como referencia para la realización de estudios ecocardiográfico seriados (cada 24 h). Por este motivo, es importante la competencia en ecocardiografía para los especialistas en cuidados críticos. Mediante las tecnologías PiCCO® y LiDCO® se ha utilizado un conjunto de índices que permiten la valoración de la función sistólica, aunque no existen estudios que muestren una superioridad sobre la ecocardiografía.

Poscarga

La monitorización de la poscarga se puede realizar mediante técnicas de hemodilución y catéter de Swan-Ganz y con sistemas PiCCO® y LiDCO®. Estos calculan las RVS y su índice como medida fundamental de la poscarga. Si el paciente sigue hipotenso tras la administración de sobrecarga de volumen trataremos al paciente guiados por los datos obtenidos de la monitorización avanzada y del ecocardiograma. Dado que en el SPP coexisten con frecuencia la disfunción miocárdica grave y la vasoplejía secundaria a la liberación masiva de mediadores de la inflamación (con el consiguiente SIRS), será recomendable conocer la situación y utilizar vasoconstrictores y/o inotrópicos desde el principio para así optimizar la situación del paciente al máximo.

La dobutamina es el único inotrópico que se ha estudiado sistemáticamente en el SPP (modelos animales). En estudios clínicos, la dobutamina se mostró superior al balón de contrapulsación intraaórtico en el tratamiento de la disfunción miocárdica del SPP, sobre todo en los pacientes sin enfermedad coronaria. Dado que en la disfunción miocárdica posparada, por la depleción de ATP, existe una dificultad de reingresar el calcio del citoplasma al retículo endoplásmico del miocito, lo que impide la relajación tras la contracción y da lugar a una importante disfunción diastólica, quizás fuera más interesante utilizar un inotrópico como levosimendan, cuyo mecanismo de acción es el aumento de la sensibilidad al calcio de las proteínas contráctiles. Un estudio comparativo de dobutamina frente a levosimendan en un modelo animal de SPP mostro que ambos aumentaban el gasto cardiaco, pero el levosimendan produjo un mayor aumento de la fracción de eyección ventricular izquierda (FEVI) que la dobutamina o el placebo[8].

Pautas de actuación:

- FE deprimida: iniciar inotrópicos. Si no hay respuesta aceptable a inotrópicos, debe considerarse el balón de contrapulsación intraaórtico.
- FE normal y RVS bajas: utilizar vasoconstrictores.
- FE deprimida y unas RVS bajas: utilizar inotrópicos y vasoconstrictores (Noradrenalina) con estricta monitorización arterial continua para conseguir el objetivo hemodinámico deseado (PAM > 80mmHg).

Monitorización del consumo de Oxígeno tisular.

El objetivo final de la optimización hemodinámica del tratamiento precoz dirigido por objetivos es restaurar y mantener el equilibrio entre el DO_2 y la demanda de oxígeno (VO_2). Ambos parámetros pueden analizarse mediante la monitorización de la $SvcO_2$. El objetivo será mantener una $SvcO_2$ en torno a 65-70% evitando caídas o el fenómeno de la hiperoxia venosa cuando tenemos valores por encima del 80%.

Mediante el empleo de catéteres con sensores continuos de $SvcO_2$, sistema PiCCO® o mediante gasometrías venosas podemos monitorizar este parámetro.

Claves:

- Mantener TA_m 80-90 mmHg (100 si HTA)
- Evitar hipotensión y crisis HTA
- Monitorización invasiva.
- Realización de Ecocardiografía, monitorización avanzada y $SvcO_2$ para guía de tratamiento.

Bibliografía:

1. Laurent I, Monchi M, et al. Reversible myocardial dysfunction in survivors of out-of-hospital cardiac arrest. J Am Coll Cardiol 2002;40:2110—6.
2. Massetti M, Tasle M, Le Page O, et al. Back from irreversibility: extracorporeal life support for prolonged cardiac arrest. Ann Thorac Surg 2005;79:178—
3. Sjauw KD et al: A systematic review and meta-analysis of intra-aortic balloon pump therapy in ST-elevation myocardial infarction: should we change the guidelines? Eur Heart J. 2009 Feb;30(4):459-468
4. Nichol G, Karmy-Jones R, Salerno C, Cantore L, Becker L. Systematic review of percutaneous cardiopulmonary bypass for cardiac arrest or cardiogenic shock states. Resuscitation 2006;70:381—94.
5. Werling M, et al. Treatment and outcome in post-resuscitation care after out-of-hospital cardiac arrest when a modern therapeutic approach was introduced. Resuscitation. 2007;73:271–83.
6. Kilgannon JH, et al. Early arterial hypotension is common in the post-cardiac arrest syndrome and associated with increased in-hospital mortality. Resuscitation.2008;79:410–6.
7. Martín-Hernández H, López-Messa JB, Pérez-Vela JL et al: Manejo del síndrome posparada cardíaca. Med Intensiva.2010;34(2):107–126
8. Huang L, Weil MH, Tang W, Sun S, Wang J. Comparison between dobutamine and levosimendan for management of postresuscitation myocardial dysfunction. Crit Care Med 2005;33:487—91.

7.   Ventilación mecánica.

La mayoría de los pacientes que sobreviven a una PC van a requerir el uso de ventilación mecánica. No existe evidencia de cuál es el mejor modo o estrategia ventilatoria en el SPP. Lo que recomiendan las guías actuales es mantener un régimen que sea capaz de proporcionar **normocapnia** y **normoxemia**, aunque el nivel de evidencia de estas recomendaciones es bajo al no existir estudios clínicos aleatorizados que las apoyen.

Las guías enfatizan el uso de FiO_2 al 100% durante las maniobras de RCP y desgraciadamente no es infrecuente que esta FiO_2 quede programada en el ventilador durante un tiempo más prolongado que el deseable. La hipoxemia es temida por agravar el daño cerebral y sistémico existente tras la PC. Sin embargo la hiperoxia agrava la lesión de reperfusión sobre el cerebro y otros órganos, debido a la generación de radicales libres de oxígeno tóxicos en la fase de reperfusión[1]. Estudios experimentales muestran que la ventilación con oxígeno al 100% en la fase precoz del SPP empeora notablemente el pronóstico[2]. A nivel clínico un metanálisis refiere que la Hiperoxia parece estar correlacionada con un aumento de mortalidad hospitalaria en pacientes con RCE. Además ya que la exposición a la hiperoxia no ha demostrado beneficios obvios, se deberá vigilar estrechamente PaO2 y administrar el oxígeno con cautela[3]

En cuanto a la ventilación, deberemos tener en cuenta que aunque la autorregulación cerebral está ausente o disfuncional en la mayoría de los pacientes en la fase aguda después de una PC, la reactividad cerebrovascular a los cambios en la pCO_2 parece estar preservada. No existen datos para indicar un nivel específico de $PaCO_2$ tras una PC. Sin embargo, al igual que en el resto de pacientes críticos la ventilación para normocapnia parece apropiada. La hiperventilación y la hipocapnia pueden producir vasoconstricción cerebral e isquemia, que pueden ser muy perjudiciales y, por tanto, deben evitarse. La hipoventilación también puede ser dañina, porque la hipoxia y la hipercapnia podrían aumentar la presión intracraneal (PIC) y la acidosis, que es frecuente tras la RCE[4]. La hiperventilación también aumenta la presión intratorácica y por ello podría disminuir el gasto cardíaco, tanto durante como tras las maniobras de RCP. La mayoría de los estudios sobre $PaCO_2$ y daño cerebral encuentran que la exposición a hipocapnia e hipercapnia después de una lesión cerebral se asocia con un peor pronóstico clínico. Sin embargo, el rango de $PaCO_2$ óptima asociada con buena evolución clínica no está clara[5].

El uso de volúmenes corrientes altos causa barotrauma, volutrauma, y biotrauma en pacientes con lesión pulmonar aguda (LPA). En el SDRA y ALI se recomienda ventilar con un volumen tidal de 6 ml/kg (peso ideal) y una Presión meseta $\leq$ 30 cm H_2O. En los cuidados postPC no hay datos específicos, aunque el uso de una estrategia de protección pulmonar a menudo se traducirá en hipercapnia permisiva, que puede ser perjudicial en el paciente que ha sufrido una PC. En estos pacientes, puede ser necesario el uso volúmenes tidal mayores a 6 ml/kg. Durante la inducción de la hipotermia terapéutica, deberemos realizar controles gasométricos y ajustar el respirador a la nueva situación de menor generación de CO_2 por la disminución del metabolismo.

Claves:

- Hipoxia, hiperoxia, hipercapnia, hipocapnia son perjudiciales para el paciente que sobrevive a la PC.
- Cambiar la ventilación con oxígeno al 100% durante las maniobras de RCP, a una estrategia ventilatoria guiada por objetivos que se mantendrá durante todas las fases del SPP:
  - pCO_2: 38-42 mmHg
  - SpO_2: entre 94-96%

.

Bibliografía:

1. Richards EM, et al. Hyperoxic reperfusion after global ischemia decreases hippocampal energy metabolism. Stroke.2007;38:1578–84.

2. Balan IS, et al. Oximetry-guided reoxygenation improves neurological outcome after experimental cardiac arrest. Stroke. 2006;37:3008–13.

3. Wang CH et al: The effect of hyperoxia on survival following adult cardiac arrest: a systematic review and meta-analysis of observational studies. Resuscitation. 2014 Sep;85(9):1142-1148.

4. Nolan JP, Neumar RW, Adrie C er al: Post-cardiac arrest syndrome: Epidemiology, pathophysiology, treatment, and prognostication A Scientific Statement from the International Liaison Committee on Resuscitation; the American Heart Association Emergency Cardiovascular Care Committee; the Council on Cardiovascular Surgery and Anesthesia; the Council on Cardiopulmonary, Perioperative, and Critical Care; the Council on Clinical Cardiology; the Council on Stroke. Resuscitation (2008) 79, 350—379

5. Roberts BW et al: Effects of PaCO2 derangements on clinical outcomes after cerebral injury: A systematic review. Resuscitation. 2015 Jun;91:32-41

8. Evaluación neurológica y Control de convulsiones y Mioclonías.

Control y prevención de convulsiones y mioclonías.

Se producen entre el 5 y 15% de los adultos que se recuperan de una PC Son deletéreas porque aumentan significativamente el metabolismo cerebral por lo que requieren un tratamiento específico inmediato. No está demostrada la utilidad ni está indicado el empleo de medicación profiláctica. Para su tratamiento se pueden utilizar benzodiacepinas, Fenitoína, Valproato, Propofol, Tiopental o Levetiracetam (teniendo cuidado con la inestabilidad hemodinámica que pueden producir la mayoría de estos fármacos).

Las mioclonías pueden ser difíciles de controlar, siendo el clonazepam el fármaco de elección, aunque el valproato, levetiracepam y propofol pueden ser efectivos.

Evaluación neurológica.

Aunque puede hacerse una valoración en las primeras horas tras la recuperación de la PC, ésta no va a resultar representativa o válida de la situación real en la que se va a encontrar el paciente.

La evaluación pronóstica neurológica tiene que llevarse a cabo una vez se encuentre en la fase de recuperación, es decir **tras las 72h** de la RCE o de la reversión de la HT si

65

es que se ha aplicado esta técnica. Aun así, el momento en el que se debe realizar la evolución pronóstica es controvertido[1].

Para realizar una evaluación pronóstica, habrá que tener en cuenta distintos factores de mal pronóstico:

A. Factores previos:
Edad avanzada
Diabetes
Sepsis
Cáncer metastásico
Fallo renal
Accidente cerebrovascular
Vida sedentaria

B. **Factores de la propia PC:**

Intervalo de tiempo largo entre la parada y el inicio del SVA.

Duración de las maniobras de RCP.

Calidad de la RCP.

Capnografía: CO_2 *end-tidal* superior a 10mmHg.

Ritmo inicial de la PC: Asistolia.

Causas no cardiacas de la PC.

C. Factores posteriores:

– Exploración neurológica

La alteración del estado neurológico inmediatamente después de la RCE no es un buen predictor de la evolución neurológica.

Hallazgos de mal pronóstico en la exploración neurológica:

Ausencia de reflejos fotomotores

Ausencia de reflejos corneales

Ausencia de movimientos faciales

Ausencia de movimientos oculares

Ausencia de reflejo de vómito

Ausencia de reflejo tusígeno

Ausencia de respuesta motora a estímulos dolorosos La ausencia de reflejos fotomotores pupilares, de reflejos corneales, de respuesta motora al estímulo doloroso y de respiración al tercer día tras la PC es un buen predictor de mal pronóstico neurológico (muerte o estado vegetativo).

El estatus mioclónico es también un excelente predictor de mala evolución neurológica.

Siempre se deberá tener en cuenta los factores que pueden influir en la exploración neurológica, como hipotensión, shock o alteraciones metabólicas, así como los fármacos sedantes o relajantes neuromusculares, e incluso la hipotermia.

– Test neurofisiológicos:

Potenciales Evocados: la ausencia bilateral de ondas N20 en el estudio de potenciales evocados somatosensoriales a las 72 horas tras la recuperación de la circulación espontánea es un predictor de mal pronóstico. El registro de potenciales evocados requiere experiencia y habilidades apropiadas, y en su realización deben evitarse interferencias eléctricas de artefactos musculares o de equipos del entorno en las unidades de críticos.

EEG: la ausencia de reactividad a estímulos externos, presencia de brotes-supresión tras la recuperación de la temperatura corporal o signos de estado epiléptico 72 horas después de la recuperación de la circulación espontánea, es un predictor de mal pronóstico en combinación con otros predictores de mal resultado neurológico.

No se sugiere utilizar el índice biespectral (BIS) para predecir mal pronóstico.

-Técnicas de neuroimagen. Una marcada reducción del ratio Sustancia Gris/Sustancia Blanca en la TAC cerebral en las dos primeras horas tras la recuperación de la circulación espontánea, o una reducción extensa de la difusión cerebral en la RM a los dos-seis días tras la recuperación de la circulación, en combinación con otros predictores, nos sugerirá una mala evolución neurológica. La utilización de estudios de imagen cerebral con fines pronósticos sólo se realizará en aquellos centros con experiencia específica.

-Marcadores bioquímicos. en pacientes que son tratados con HT se recomienda que valores séricos elevados de Enolasa neuro-específica a las 48-72 horas tras la RCE, en combinación con otros predictores, es indicador de mal resultado neurológico. Sin embargo, no existe un valor umbral. Además se sugiere repetir sus determinaciones para evitar falsos positivos por hemólisis.

-**Doppler transcraneal**. El análisis del flujo sanguíneo en las arterias del polígono de Willis refleja los cambios en la perfusión cerebral tras la recuperación de la actividad cardiaca espontánea. Al combinar la velocidad media (**Vm**) de las arterias cerebrales (en cm/s) y su índice de pulsatilidad (**IP**) (Vs-Vd/Vm), pueden identificarse 5 patrones de flujo que representan otras tantas posibilidades en la hemodinámica cerebral.

En los pacientes que permanecen en coma más de 20 minutos tras recuperarse de una PC, el patrón DTC incluye Vm bajas e IP altos, reflejo del estado de trombosis y vasoespasmo de la microcirculación cerebral. Estos valores tenderán a normalizarse a las 72 horas si no hay otra complicación. La existencia de un patrón DTC de hiperemia (alta Vm en las arterias cerebrales medias (ACM), bajo IP y cociente inferior a 3 con la Vm en el segmento distal submandibular de arterias carótidas internas (ACI) ipsolaterales) se asocia de forma concluyente a un mal pronostico neurológico con evolución a hipertensión intracraneal. La presencia de un patrón DTC normal en esta primera valoración no implica en si misma un buen pronostico. El DTC realizado a las 4, 16 y 24h tras la recuperación de una PC permite detectar complicaciones e identificar a los pacientes con evolución a discapacidad muy intensa o fallecimiento. La persistencia de hipodinamia (Vm bajas e IP elevados), en ausencia de disfunción miocárdica intensa, indica muy mal pronostico[134]. La presencia de arterias cerebrales hipodinámicas que alternan con otras con patrón DTC normal o hiperémico puede indicar la presencia de hipoperfusión focal y se ha indicado como predictora de ictus tras la PC recuperada. Transcurridas 12h se puede detectar con DTC la aparición de un patrón de hiperemia (Vm alta con IP bajo y Vm ACM/Vm ACIo3) que puede llevar a hipertensión intracraneal, lo que contribuye a un peor pronóstico[136]. Su aparición en la fase de recalentamiento debería llevar a su inmediata suspensión.

- **Evaluación pronóstica en pacientes a los que se les realiza HT.**

La HT puede enmascarar la exploración neurológica y retrasar la metabolización de fármacos sedantes y bloqueantes neuromusculares

Por ello, en caso de haberse aplicado HT, la evaluación pronóstica deberá retrasarse 72 horas tras la normotermia y suspensión de sedación. El uso de sistemas de monitorización neurológica (ejemplo: BIS) puede ser recomendable, para ajuste de medicación sedorrelajante y detección de posibles cuadros comiciales.

Valoración del estado neurológico y de discapacidad del paciente post-PCR.

Conocer el estado neurológico y de discapacidad de los pacientes que sobreviven a una PC es de gran importancia, para los propios pacientes, familia y también para el equipo sanitario que atiende al paciente por las implicaciones sociales, familiares, económicas, éticas y legales que conlleva.

Se puede realizar en la fase de recuperación a partir de las 72 horas tras la recuperación de la circulación espontanea, en la fase de rehabilitación durante su estancia en la UCI, al alta de la UCI y fundamentalmente al alta hospitalaria. Aunque de tener limitaciones y que hayan mostrado ciertas dificultades para pronosticar con exactitud los niveles de discapacidad y calidad de vida, se utilizan de forma generalizada 2 escalas pronósticas:

- *Glasgow Outcome Score* (GOS)
- *Glasgow-Pittsburgh Cerebral Performance Categories Scale* (GP-CPC Scale).

Escala pronóstica de Glasgow (GOS)

---

1. **Muerte**
2. **Estado vegetativo persistente**
3. **Discapacidad grave** (consciente pero dependiente). El sujeto depende de otros para la vida cotidiana debido a déficits físicos, mentales o ambos.
4. **Discapacidad moderada** (discapacitado pero independiente). El sujeto es independiente para las actividades de la vida diaria, aun cuando quede discapacitado como consecuencia de déficits como hemiparesia, disfasia, ataxia, alteraciones intelectuales, déficit de memoria o cambios de personalidad.
5. **Buena recuperación.** El sujeto se reincorpora a sus actividades normales, aun cuando puedan quedar déficits neurológicos o psicológicos menores.

Glasgow-Pittsburgh Cerebral Performance Categories (GP-CPC)
1. Buena función cerebral: El paciente es capaz de reincorporarse al puesto de trabajo. Puede presentar déficit neurológico o psicológico leve.
2. Discapacidad cerebral moderada: conservando independencia para actividades básicas de la vida diaria. Podría llegar a trabajar en un puesto adaptado.
3. Discapacidad cerebral grave: mantiene consciencia aunque es completamente dependiente.
4. Coma o estado vegetativo.
5. Muerte cerebral.

Uno de los peores escenarios que nos podemos encontrar es el paciente que queda en Estado Vegetativo Permanente. Su pronóstico definitivo se podrá establecer entre los 3 y los 12 meses, dependiendo de las recomendaciones de distintas sociedades científicas, aunque en un adulto tras un mes de estado vegetativo, la probabilidad de recuperación de consciencia al año de la PC recuperada se estima en un 11% con grave discapacidad, en un 3% con discapacidad moderada y en un 1% con mínima discapacidad[39].

Por otro lado, alrededor de la mitad de los supervivientes presentan trastornos cognitivos, como alteraciones de la memoria, trastornos de atención, alteraciones de la conducta y trastornos emocionales. Estas alteraciones pasan desapercibidas en numerosas ocasiones y es conveniente la realización de test psicológicos correspondientes que las detecten[141]. Este es uno de los puntos en los que fracasan las escalas anteriormente descritas, que además suelen sobreestimar el estado neurológico del paciente.

Claves:

- Control precoz de crisis y mioclonías.
- Evaluación neurológica no antes de las 72 horas.
- Tener en cuenta situación del paciente y datos de la propia PC.
- Conocer el valor de las pruebas complementarias.

Bibliografía:

1. Martín-Hernández H, López-Messa JB, Pérez-Vela JL et al: Manejo del síndrome posparada cardiaca. Med Intensiva.2010;34(2):107–126

7. Sedación.

Tras una PC si el paciente no muestras signos de despertar adecuaos después de 5–10 min de la RCE, se requerirá el aislamiento de la vía aérea, conexión a ventilación mecánica y sedación/analgesia adecuadas. Como en cualquier paciente crítico, de rutina se emplean como agentes sedantes las benzodiacepinas o el propofol y los opiáceos como analgésicos. Para la analgesia.

Para la monitorización del nivel del nivel de sedación logrado en el paciente está extendido el uso de escalas como Ramsay o Richmond.

Escala Ramsay	
Nivel	Sintomatología
I	Paciente agitado, ansioso o inquieto
II	Paciente cooperador, orientado y tranquilo
III	Dormido con respuesta a órdenes
IV	Somnoliento con breves respuestas a la luz y el sonido.
V	Dormido con respuesta sólo al dolor.
VI	No tiene respuestas.

Escala de Richmond (RASS)		
+4	Combativo	Combativo, violento, peligro inmediato para el grupo
+3	Muy agitado	Agresivo, se intenta retirar tubos o catéteres
+2	Agitado	Movimientos frecuentes y sin propósito, lucha con el respirador
+1	Inquieto	Ansioso, pero sin movimientos agresivos o violentos
0	Despierto	Tranquilo
-1	Somnoliento	No está plenamente alerta, pero se mantiene despierto más de 10 segundos
-2	Sedación leve	Despierta brevemente a la voz, mantiene contacto visual de hasta 10 segundos
-3	Sedación moderada	Movimiento o apertura ocular a la voz, sin contacto visual
-4	Sedación profunda	Sin respuesta a la voz, con movimiento o apertura ocular al estímulo físico
-5	Sin respuesta	Sin respuesta a la voz o al estímulo físico

75

En los pacientes a los que se les realiza HT debe mantenerse una sedación óptima llegando a la relajación muscular, para evitar los escalofríos y conseguir la temperatura objetivo lo más precozmente posible y se deberá mantener durante todo el proceso de HT. Se debe realizar una monitorización estricta de la sedación y de la evolución neurológica para lo cual puede ser útil el empleo de sistemas de monitorización (EEG continuo, Índice Bi-Espectral,…)

Aunque no existe un período establecido de duración de sedorrelajación tras una PC, se suele mantener durante 24 horas y en pacientes con HT parece recomendable mantenerla hasta la fase de recalentamiento.

Deberemos tener en cuenta que la HT prolonga la duración de la acción de los fármacos bloqueantes neuromusculares. En general, se deben utilizar fármacos de vida media corta, como propofol (bolos de 1,5–2 mg/kg y mantenimiento de 1–5 mg/kg/h), remifentanilo (0,025–0,25 mg/kg/min) y cisatracurio (bolos de 0,3–0,6 mg/kg y mantenimiento de 2,5–3,2 mg/kg/min).

Claves:
- Monitorizar nivel de sedación.
- Sedorrelajación hasta recalentamiento.
- Fármacos de acción corta.
- Evaluar estado neurológico a las 72 horas (de RCE o fin de HT).

Bibliografía:

1. Nolan JP, Neumar RW, Adrie C er al: Post-cardiac arrest
    syndrome: Epidemiology, pathophysiology, treatment, and
    prognostication A Scientific Statement from the International
    Liaison Committee on Resuscitation; the American Heart
    Association Emergency Cardiovascular Care Committee; the
    Council on Cardiovascular Surgery and Anesthesia; the Council
    on Cardiopulmonary, Perioperative, and Critical Care; the
    Council on Clinical Cardiology; the Council on Stroke.
    Resuscitation (2008) 79, 350—379

10.   Nutrición y Control Glucémico.

Un control glucémico adecuado es fundamental en el SPP y para intentar la mejor recuperación posible del paciente.   La hipoglucemia prolongada tras la resucitación es deletérea para el cerebro por lo siempre que deberá evitarse. La hiperglucemia es perjudicial para el paciente neurocrítico en el que no se deben utilizar sueros glucosados

A pesar de un primer estudio favorable con reducción de la mortalidad, con el control estricto de glucemia (entre 80 y 110mg/dl)[1], se ha comprobado que se produce un aumento significativo de episodios de hipoglucemia, que en el SPP podrían ser deletéreos.   El estudio NICE-SUGAR[2] sobre pacientes críticos médicos y quirúrgicos, demuestra que un control estricto de glucemia con insulina (entre 80 y 110 mg/dl) aumenta significativamente la mortalidad comparada con un control moderado (< 180 mg/dl). Además, la incidencia de episodios de hipoglucemia grave en el grupo de control estricto fue del 6,8 y frente al 0.5% del grupo de control moderado 106.

En el SPP no existe evidencia suficiente para indicar que un rango concreto de glucemia sea superior a otro. Pero un objetivo de control moderado, entre 100y 180 mg/dl, deberá evitar tanto las hiperglucemias graves y como las hipoglucemias.

Sea cual sea el nivel objetivo elegido, se debe medir frecuentemente la glucemia, especialmente cuando se inicia insulinoterapia y durante las fases de enfriamiento y recalentamiento de la HT. Se deben medir las glucemias con frecuencia durante las primeras 12 horas del SPP, sobre todo si se está realizando HT, y durante la fase de recalentamiento. Durante el resto de la fase intermedia debe hacerse cada 4–6 h.

El momento óptimo para el inicio de la nutrición enteral después de una PC no está bien establecido. Como en el resto de pacientes críticos, la nutrición enteral suele ser bien tolerada y es beneficiosa. Debido a la cuadro de hipoperfusión producido en la PC y en el SPP, debemos comenzar la dieta enteral con precaución y siempre teniendo en cuenta que unas pruebas de pobre función gastrointestinal (residuo gástrico alto, dolor abdominal,…), distensión abdominal, dilatación de asas intestinales o neumatosis pueden ser indicadores de isquemia intestinal. A ser posible se iniciará la nutrición a través de sonda nasoyeyunal y se vigilara el débito por luz gástrica. La fórmula ideal debe ser isoosmolar y con baja cantidad de residuos y fibra añadida. Un soporte nutricional de 20-25 kcal/ kg/ día es eficaz para mantener un estado nutricional adecuado. Se administrarán las fórmulas habituales recomendadas en otros pacientes críticos según la situación nutricional previa, con restricción de sodio y volumen, en relación con la situación clínica del paciente Se recomienda la suplementación con vitaminas A, C, complejo B, vitamina E y selenio para contribuir a la mejoría de la función cardíaca. En los pacientes con SCA se recomienda la administración de, al menos, 1 g/ día de EPA + DHA[3]

En los casos que no se pueda iniciar un soporte enteral, se deberá instituir una nutrición parenteral.

Claves:

- Mantener glucemias 100-180 mg/dl
- En HT:
    - Intensificar controles en fase de inducción y recalentamiento.
    - Utilizar Insulina IV.
- No olvidar el inicio de la nutrición.

Bibliografía:

1. Van den Berghe G., Wouters P., Weekers F., Verwaest C., Bruyninckx F., Schetz M., et al. Intensive insulin therapy in the critically ill patients. N Engl J Med. 2001; 345:1359-67.
2. The NICE-SUGAR Study Investigators. Intensive versus Conventional Glucose Control in Critically Ill Patients. N Engl J Med 2009; 360:1283-1297
3. Jiménez Jiménez MJ, Cervera Montes M, Blesa Malpica AL: Recomendaciones para el soporte nutricional y metabólico especializado del paciente crítico. Actualización. Consenso SEMICYUC-SENPE: Paciente cardíaco. Med Intensiva. 2011;35(Supl 1):81-85)

Manejo del Paciente tras la Parada Cardio-Respiratoria.

www.ingramcontent.com/pod-product-compliance
Lightning Source LLC
Chambersburg PA
CBHW060641210326
41520CB00010B/1690